...pose

...uveaux faits

...iaes et physiologiques

P. 1842

[illegible handwriting]

EXPOSÉ SUCCINCT ET RAISONNÉ

DES

NOUVEAUX FAITS ANATOMIQUES ET PHYSIOLOGIQUES

**Consignés dans les quatre Mémoires
adressés par M. LONGET à l'Académie des Sciences,
pour le concours de Physiologie expérimentale (1841).**

1° *Recherches expérimentales et pathologiques sur les propriétés
et les fonctions des faisceaux de la moelle épinière et des
racines des nerfs rachidiens, etc., suivies d'autres recherches
sur diverses parties du système nerveux.*

Ce travail est divisé en trois parties :

1° Examen historique et critique des opinions et des expériences sur les racines spinales et sur les faisceaux de la moelle.

2° Relation critique des faits pathologiques.

3° Exposé des recherches expérimentales de l'auteur sur les fonctions et les propriétés des racines rachidiennes et des divers faisceaux de la moelle épinière.

Enfin, dans deux appendices, sont contenues des recherches anatomiques et des expériences sur d'autres parties du système nerveux et une application de la doctrine de Ch. Bell aux animaux invertébrés.

FAITS PHYSIOLOGIQUES. — L'auteur pense avoir donné, le premier, chez les animaux supérieurs, la démonstration expérimentale de la *complète insensibilité* 1° des racines antérieures des nerfs spinaux, 2° du faisceau antéro-latéral de la moelle épinière. Il rapporte, à l'appui de cette dernière assertion, des observations recueillies chez l'homme lui-même, et expose les raisons qui ont pu faire émettre une opinion contraire à la sienne. Ayant, comme tous les expérimentateurs, reconnu l'*exquise sensibilité* des racines postérieures et des faisceaux correspondants de la moelle, il a, par conséquent, mis au jour le caractère différentiel le plus tranché entre LES PROPRIÉTÉS des deux ordres de racines et de faisceaux.

Pour trouver un caractère différentiel aussi prononcé entre LES FONCTIONS de ces mêmes parties, il fallait aviser à l'emploi d'un procédé expérimental plus rigoureux que celui dont on avait fait usage jusqu'à présent.

Mais, disons d'abord en peu de mots en quoi ce dernier procédé est défectueux, et l'on comprendra facilement toutes les incertitudes des physiologistes sur la question fondamentale qui va nous occuper.

1842

EXPOSÉ SUCCINCT ET RAISONNÉ

DES

NOUVEAUX FAITS ANATOMIQUES ET PHYSIOLOGIQUES

Consignés dans les quatre Mémoires adressés par M. LONGET à l'Académie des Sciences, pour le concours de Physiologie expérimentale (1841).

1° Recherches expérimentales et pathologiques sur les propriétés et les fonctions des faisceaux de la moelle épinière et des racines des nerfs rachidiens, etc., suivies d'autres recherches sur diverses parties du système nerveux.

Ce travail est divisé en trois parties :

1° Examen historique et critique des opinions et des expériences sur les racines spinales et sur les faisceaux de la moelle.

2° Relation critique des faits pathologiques.

3° Exposé des recherches expérimentales de l'auteur sur les fonctions et les propriétés des racines rachidiennes et des divers faisceaux de la moelle épinière.

Enfin, dans deux appendices, sont contenues des recherches anatomiques et des expériences sur d'autres parties du système nerveux et une application de la doctrine de Ch. Bell aux animaux invertébrés.

FAITS PHYSIOLOGIQUES. — L'auteur pense avoir donné, le premier, chez les animaux supérieurs, la démonstration expérimentale de la *complète insensibilité* 1° des racines antérieures des nerfs spinaux, 2° du faisceau antéro-latéral de la moelle épinière. Il rapporte, à l'appui de cette dernière assertion, des observations recueillies chez l'homme lui-même, et expose les raisons qui ont pu faire émettre une opinion contraire à la sienne. Ayant, comme tous les expérimentateurs, reconnu l'*exquise sensibilité* des racines postérieures et des faisceaux correspondants de la moelle, il a, par conséquent, mis au jour le caractère différentiel le plus tranché entre LES PROPRIÉTÉS des deux ordres de racines et de faisceaux.

Pour trouver un caractère différentiel aussi prononcé entre LES FONCTIONS de ces mêmes parties, il fallait aviser à l'emploi d'un procédé expérimental plus rigoureux que celui dont on avait fait usage jusqu'à présent.

Mais, disons d'abord en peu de mots en quoi ce dernier procédé est défectueux, et l'on comprendra facilement toutes les incertitudes des physiologistes sur la question fondamentale qui va nous occuper.

1842

2

Les expérimentateurs qui ont eu occasion d'ouvrir le rachis, sur les animaux des classes supérieures, savent qu'aussitôt que la moelle spinale lombaire, encore entourée de son liquide et de la dure-mère, a perdu son étui osseux, il survient un affaiblissement de l'action nerveuse tel, que beaucoup d'animaux ne se soutiennent plus sur leur train postérieur, et que la sensibilité y devient à peine appréciable : il s'ensuit que le procédé qui consiste 1° à couper, d'un côté, les racines postérieures d'un membre, pour y faire disparaître actuellement un reste de sensibilité, *déjà à peine appréciable avant l'expérience;* 2° à diviser, de l'autre, ses racines antérieures, pour y abolir à l'instant ses mouvements *à peine visibles d'abord*; il s'ensuit, dis-je, qu'un pareil procédé ne saurait fournir que des résultats équivoques et par conséquent sujets à controverse. D'ailleurs, quant aux cas rares dans lesquels, après la seule ouverture du rachis, le mouvement et la sensibilité sont en grande partie conservés, nous avons remarqué avec Panizza et d'autres expérimentateurs, que si l'on coupe toutes les racines postérieures des membres pelviens, la légère paralysie *préexistante* du mouvement semble alors devenir plus manifeste, d'où l'on a tiré l'induction *que ces racines ont aussi une influence directe sur la myotilité.* Les remarques précédentes s'appliquent, à bien plus forte raison, à la section isolée des faisceaux de la moelle dans le but de prouver leur influence distincte sur la sensibilité ou sur le mouvement ; aussi ne trouve-t-on que divergence et contradiction dans les assertions des auteurs, et M. Muller (1) affirme-t-il que l'opinion qui regarde les faisceaux antérieurs comme moteurs et les postérieurs comme sensitifs, « *n'a pour elle aucune preuve satisfaisante, ni expérimentale, ni pathologique.* » Ce physiologiste célèbre (p. 88) s'énonce ainsi : « *le théorème de Bell est fort ingénieux, mais manque de preuve; M. Magendie n'a pas donné cette preuve, et peut-être ne pourra-t-on jamais l'obtenir chez les animaux des classes élevées.* »

Or c'est cette preuve, constatée sur les animaux supérieurs (chiens adultes), que renferme notre mémoire, et elle a été obtenue à l'aide de l'application comparative *du galvanisme* aux deux sortes de racines et de faisceaux.

En faisant passer un courant galvanique *transversalement dans l'épaisseur* d'un cordon nerveux qui vient d'être séparé de l'axe cérébro-spinal, on n'obtient des contractions musculaires que si ce cordon est chargé de force nerveuse motrice, ou, en d'autres termes, s'il a pour fonction de présider au mouvement ; est-il, au contraire, en rapport avec l'exercice de la sensibilité, les résultats sont tout à fait négatifs. »

Je commence donc par séparer les racines antérieures et postérieures de la moelle, que je divise elle-même en travers, afin d'avoir une portion céphalique ou *centrale* et une autre caudale ou *périphérique*; puis, *avec des précautions minutieusement indiquées dans ce travail,* je fais agir le galvanisme sur les bouts périphériques, soit des racines, soit des faisceaux de la moelle épinière. Si, appliqué aux racines ou aux faisceaux médullaires antérieurs, cet agent donne lieu aux contractions les plus manifestes, il n'en est pas de même quand on l'applique aux racines ou aux faisceaux médullaires postérieurs, car jamais, dans ce cas, on ne voit éclater le plus léger mouvement local (2).

Ces expériences, quant à la certitude de leurs résultats, peuvent prendre place à côté des meilleures que la physique possède ; elles démontrent, de la manière la plus absolue, combien sont différentes les propriétés et les fonctions dans les

---

(1) *Physiol. du syst. nerv.* 1840, trad. de Jourdan, t. I, p. 354.
(2) **Si**, chez les animaux supérieurs, **MM.** Magendie et Seuber ont déjà fait usage du galvanisme pour reconnaître les différences fonctionnelles des racines, leurs tentatives ont été

deux ordres de racines et de faisceaux de la moelle, et elles établissent enfin incontestablement une vérité fondamentale de la physiologie, c'est à dire *l'action motrice des racines et faisceaux antérieurs, l'action sensitive des racines et des faisceaux postérieurs*, vérité tant de fois combattue et d'ailleurs tant obscurcie par les contradictions sans nombre de ses partisans eux-mêmes (1).

FAITS PATHOLOGIQUES. — Ils se trouvent consignés dans la seconde partie de ce mémoire et viennent tous déposer en faveur des précédentes assertions.

FAITS ANATOMIQUES. — 1° Chez le chien, comme chez l'homme, j'ai rencontré assez souvent, pour un nerf lombaire ou sacré, trois cordons originels distincts, marchant parallèlement dans le canal rachidien ; deux appartenaient à la racine postérieure et le troisième à l'antérieure. Ce fait me semble d'autant plus grave à noter, qu'en croyant pincer le cordon de cette dernière, on pourrait saisir celui des deux cordons de la racine postérieure qui est le plus en avant, et alors on ne manquerait pas d'y trouver une très vive sensibilité. Je me suis toujours garanti de cette cause d'erreur qui n'*avait point encore été signalée* (2) et qui explique, sans doute, pourquoi M. Magendie a pu dire qu'il avait trouvé les racines antérieures *très sensibles* (3).

2° Dès 1838, j'ai démontré dans mon cours, à l'Ecole pratique, que chacun des ganglions ou renflements encéphaliques communique à la fois avec le faisceau moteur et avec le faisceau sensitif de la moelle, d'où la dénomination de *sensitivo-moteur* que j'appliquais aux ganglions de l'encéphale aussi bien qu'à ceux du grand sympathique, comme propre à rappeler la double nature de leurs connexions.

3° Tous les anatomistes savent que le rameau buccal de la branche maxillaire inférieure se rend en partie à la peau et à la muqueuse de la joue, et néanmoins tous le font naître du nerf crotaphyto-buccal (*racine motrice du trifacial*), comme ils font provenir le rameau musculaire appelé *mylo-hyoïdien* du nerf dentaire inférieur (*nerf sensitif*), sans voir combien la distribution de ces deux rameaux est peu d'accord avec leur prétendue origine. A l'aide de dissections attentives chez l'homme et le cheval, j'ai démontré que le buccal emprunte une partie de ses filets au maxillaire inférieur sensitif, et que le rameau mylo-hyoïdien n'émane point du dentaire inférieur, mais directement de la racine motrice du trifacial.

4° J'ai prouvé que le nerf facial, par l'intermédiaire du grand nerf pétreux, envoie des filets aux muscles élévateurs du voile du palais, palato-staphylin et péristaphylin interne, et qu'ainsi s'explique la déviation de la luette dans certaines paralysies de ce nerf.

5° Dans les crustacés, j'ai découvert une petite nodosité qui n'existe que sur l'une des deux racines nerveuses émergées des renflements ganglionnaires. Cette particularité établit une notable ressemblance avec les racines spinales des vertébrés.

---

sans résultat pour la science, puisque méconnaissant certaines précautions importantes que nous indiquons, *ils ont obtenu des contractions avec les deux sortes de racines* (*Journ. de phys. expér.*, t. II, p. 369). Mais personne n'avait employé, jusqu'à présent, le galvanisme pour déterminer les différences fonctionnelles des divers faisceaux de la moelle épinière.

(1) NOTA. Les résultats qui viennent d'être mentionnés ont eu pour témoins MM. Flourens, de Blainville, Breschet, Lallemand (de Montpellier), Cruveilhier, Bouillaud, Blandin, Gerdy, Ribes, Foville, J. Guérin, Isid. Bourdon, Leuret, Marshall-Hall, etc., etc.

(2) Je l'ai reconnue pour la première fois chez le chien, en répétant mes expériences devant M. le professeur Gerdy.

(3) *Fonct. et malad. du syst. nerv.*, t. II, p. 343.

2° *Recherches expérimentales sur les fonctions des nerfs et des muscles du larynx, et sur l'influence du nerf accessoire de Willis dans la phonation.*

FAITS PHYSIOLOGIQUES. — En portant l'analyse expérimentale plus loin qu'on ne l'avait fait avant nous sur ce sujet, nous sommes parvenu à démontrer le rôle de chacun des muscles et de chacun des ramuscules nerveux du larynx.

1° Coupe-t-on au dessous et en dedans des sterno-thyroïdiens, les petits filets nerveux des muscles *crico-thyroïdiens*, aussitôt on observe une raucité de la voix extrêmement prononcée, qui dépend du défaut de tension des cordes vocales dû à la paralysie de ces derniers muscles.

2° Si l'on ajoute la section du rameau laryngée interne supérieur que l'on suppose faire contracter le muscle aryténoïdien, la voix reste absolument ce qu'elle était avant cette seconde opération.

2° En galvanisant ce rameau du nerf laryngé supérieur, les cartilages aryténoïdes et l'aryténoïdien demeurent immobiles ; au contraire, en agissant de la même manière sur un filet qui, émané du récurrent, remonte entre la plaque du cricoïde et le crico-aryténoïdien postérieur, on observe (*chien, cheval, bœuf*) les mouvements les plus manifestes de l'aryténoïdien et des cartilages aryténoïdes.

Puisque, d'une part, je détermine l'altération de la voix en paralysant les seuls muscles crico-thyroïdiens, et que d'autre part, je démontre que la contraction de l'aryténoïdien est soumise au nerf récurrent ; il y a donc erreur manifeste à rapporter l'altération de la voix, après la section des laryngés supérieurs, à la paralysie de l'aryténoïdien (1). C'est aussi à tort que l'on rapporte à la persistance d'action de ce muscle, les cris que font entendre parfois les animaux privés des nerfs récurrents ; car d'abord l'aryténoïdien lui-même est paralysé, et ensuite je supprime ces cris, à volonté, en neutralisant l'action des crico-thyroïdiens.

4° L'opinion dans laquelle on fait se distribuer *le laryngé supérieur* seulement aux muscles constricteurs de la glotte, et *le récurrent* seulement aux muscles dilatateurs de cette ouverture, n'est plus soutenable devant nos expériences. Il n'est pas non plus permis de soutenir dorénavant que l'occlusion de la glotte qui, après la section des récurrents, peut, chez les jeunes sujets, déterminer la mort, soit due à l'action persistante et non contrebalancée des laryngés supérieurs ou plutôt des muscles constricteurs : en effet, je divise, durant la vie, la membrane thyro-hyoïdienne, et avec elle les nerfs laryngés supérieurs ; puis je renverse le larynx au devant du cou de l'animal, de manière à observer facilement les mouvements de la glotte. On la voit se dilater à chaque inspiration et se resserrer lors de l'expiration ; l'air est-il violemment expiré, ou mieux un cri se fait-il entendre, le resserrement de la glotte est plus marqué et *les cartilages aryténoïdes se rapprochent avec plus de force*. Or de l'aveu de tous les physiologistes, il n'y a que le muscle aryténoïdien qui puisse déterminer ainsi le rapprochement de ces cartilages ; ce muscle n'est donc pas paralysé, et puisque j'avais coupé les laryngés supérieurs internes, ce ne sont point eux par

(1) Opinion admise par les physiologistes d'après les expériences de M. Magendie (*Elém. de Physiol.*, t. 1, p, 302. 1836).

conséquent qui excitent sa contraction : les récurrents animent donc à la fois les muscles qui resserrent et ceux qui dilatent la glotte.

Voici une autre expérience qui démontre que l'occlusion de la glotte, après la section des récurrents, ne tient point, comme on l'avance, à l'action des muscles constricteurs.

Je divise d'abord la membrane thyro-hyoïdienne et les deux nerfs laryngés supérieurs, puis le larynx est attiré en avant de manière que, comme je l'ai dit, les mouvements alternatifs de la glotte puissent être aperçus dans toute leur intégrité ; alors coupe-t-on un récurrent, ceux-ci n'ont plus lieu du côté correspondant, et l'ouverture de la glotte diminue de moitié ; ces mouvements cessent tout à fait après qu'on a coupé les deux laryngés inférieurs, et celle-ci se ferme plus ou moins complètement, par le rapprochement de ses lèvres, toutes les fois que l'animal fait une inspiration. Nous demandons quels sont ici les agents musculaires de cette occlusion ; dira-t-on encore que c'est l'aryténoïdien ou quelque autre constricteur ? Mais ne voit-on pas, que dans notre expérience, nous avons supprimé les quatre nerfs laryngés, et qu'ainsi tous les muscles propres au larynx sont frappés de paralysie ? (*Voir l'explication de ce phénomène*, p 16, 17, 19, *du* Mémoire.)

5° J'ai déterminé, par la voie expérimentale, l'action des divers muscles du larynx, action qui, comme on le verra au commencement de mon mémoire, a été si diversement et si contradictoirement interprétée par les physiologistes. Afin d'arriver à une pareille détermination, d'une manière à la fois plus sûre et plus facile, nos moyens d'investigation ont été surtout appliqués à l'organe vocal d'animaux d'une taille considérable (bœufs et chevaux). Ces moyens consistent à galvaniser *isolément*, de suite après la mort, et selon certaines règles, tel rameau des récurrents qui anime tel muscle laryngé ; puis le larynx étant abandonné à lui-même, à observer l'effet physiologique que ce muscle produit lors de sa contraction. J'ai été ainsi amené à prouver que les muscles crico-aryténoïdiens latéraux ne servent pas, comme on le croit, à la dilatation de la glotte, mais bien à sa constriction ; et, comme ces muscles agissent principalement sur la partie antérieure de cette ouverture, j'ai cru devoir les appeler *constricteurs de la glotte vocale*, réservant au muscle aryténoïdien celui de *constricteur de la glotte respiratoire* ou inter-aryténoïdienne.

6° En galvanisant le pneumo-gastrique dans l'intérieur du crâne, on n'aperçoit pas le moindre mouvement dans les muscles ou les cartilages du larynx : au contraire, des mouvements très manifestes apparaissent quand on galvanise, dans le même endroit, le nerf accessoire de Willis. En rapprochant ces résultats de ceux que nous avons observés sur les deux ordres de racines spinales, nous arrivons à cette conclusion : que le pneumo-gastrique préside seulement à la sensibilité du larynx dont les mouvements intrinsèques sont subordonnés au nerf accessoire de Willis.

7° Fait anatomique. En recherchant la cause pour laquelle, après la section des récurrents, la suffocation est beaucoup plus imminente chez les jeunes animaux que chez ceux qui sont plus avancés en âge, je suis arrivé à découvrir une étiologie anatomique toute nouvelle. Et d'abord, je me suis convaincu de la nécessité de distinguer dans la glotte : 1° une partie antérieure ou *vocale* bordée par les cordes de ce nom ; 2° une partie postérieure ou *respiratoire* limitée par les apophyses antérieures des cartilages aryténoïdes. J'ai trouvé que les dimensions relatives de ces deux portions variaient beaucoup selon l'espèce, mais surtout suivant l'âge des animaux. En effet, examinant comparativement le larynx de l'homme, du bœuf, du mouton, du chien, et à une époque rapprochée de la naissance, j'ai reconnu que l'espace inter-aryténoïdien ou *respiratoire* de la glotte est infiniment petit relativement à son espace *vocal*, ce qui tient à l'absence presque complète des apophyses antérieures des cartilages aryténoïdes. Il résulte donc de cette disposition anatomique qu'à un âge peu avancé les côtés de la glotte sont, pour ainsi dire, entièrement membraneux et bordés, dans une étendue infiniment petite, par des cartilages d'ailleurs extrêmement mous et faciles à affaisser. Comme conséquence d'une pareille disposition, après la paralysie des crico-aryténoïdiens postérieurs, qui succède à la section des récurrents, nous devons nécessairement observer, lors d'une inspiration, un contact facile et immédiat des bords glottiques dans toute leur longueur; car ici ces muscles dilatateurs étaient les seules forces qui pussent, en tenant la glotte ouverte, résister à la pression atmosphérique, lors du mouvement inspiratoire. Mais dans un âge plus avancé, les crico-aryténoïdiens postérieurs ne sont plus les uniques causes qui, dans ce temps de la respiration, préviennent l'occlusion de cette ouverture; alors, en effet, dans son état de repos, la glotte prend la forme suivante : elle se termine en pointe antérieurement, s'élargit en arrière et offre un léger rétrécissement dans son milieu, rétrécissement qui est dû aux apophyses aryténoïdiennes antérieures, actuellement très développées et même un peu recourbées en dedans. Les crico-aryténoïdiens latéraux viennent-ils à se contracter, les sommets de ces apophyses se rapprochent, se touchent même; la glotte vocale est, dans ce cas, rétrécie ou occluse, tandis que la glotte respiratoire demeure ouverte et circonscrite par des bords curvilignes, résistants, cartilagineux, susceptibles même de devenir osseux avec les progrès de l'âge. L'air pourra donc continuer à traverser ce dernier orifice, à parois peu compressibles, d'où le peu de gêne dans la respiration qu'entraîne la section des récurrents chez les animaux adultes et surtout âgés.

3° *Recherches expérimentales sur les fonctions de l'épiglotte et sur les agents de l'occlusion de la glotte dans la déglutition, le vomissement et la rumination.*

Faits physiologiques.—1° L'excision complète de l'épiglotte, chez six chiens, m'a démontré que si les aliments solides passent facilement sans cet opercule, *il n'en est pas de même des liquides dont la déglutition est suivie d'une toux convulsive.*

Je rapporte un assez grand nombre de faits pathologiques à l'appui de l'assertion précédente. L'épiglotte sert à diriger, dans les deux rigoles latérales du larynx, les gouttes de liquide qui, après la déglutition, s'écoulent le long du plan incliné de la base de la langue, et à prévenir leur chute dans le vestibule susglottique. C'est donc à tort que l'on a regardé l'épiglotte comme n'étant pas nécessaire à l'intégrité de la déglutition.

2° Dans le second temps de la déglutition, dans le vomissement et la rumination, j'ai découvert que *l'occlusion de la glotte continue de s'effectuer après la paralysie de tous les muscles intrinsèques du larynx,* par l'action des constricteurs pharyngiens inférieurs et palato-pharyngiens; d'où il résulte que les mouvements de la glotte qui accompagnent la déglutition, le vomissement et la rumination, sont soumis à d'autres agents musculaires que ceux qui resserrent cet orifice, durant la production des phénomènes vocaux et respiratoires.

4° Recherches expérimentales sur les conditions nécessaires à l'entretien et à la manifestation de l'irritabilité musculaire, avec des applications à la pathologie.

1° Aucun expérimentateur, que nous sachions, n'avait songé, avant nous, à isoler les nerfs de sentiment de ceux du mouvement, afin de rechercher l'importance relative de leur action sur l'*irritabilité* de la fibre musculaire.

Nous avons constaté, en suivant cette voie nouvelle, que, *même trois mois après l'extinction de toute force nerveuse motrice*, la fibre charnue révèle encore son *irritabilité*, sous une influence même purement mécanique, mais immédiate, ce qui permet d'établir *que la décharge d'un agent impondérable, partant des nerfs moteurs, n'est pas nécessaire à la manifestation* de cette propriété, et que le stimulus spécial, transmis par les nerfs de cette classe aux organes musculaires, n'est qu'une des nombreuses causes excitatrices de leur irritabilité. Puis, viennent des preuves pathologiques recueillies sur l'homme.

2° Les expériences suivantes ne permettent pas néanmoins de régarder l'irritabilité musculaire comme indépendante de l'action nerveuse en général ; car, six semaines après la suppression des nerfs de sentiment, l'irritabilité musculaire est notablement diminuée. Il nous paraît assez facile d'expliquer ce résultat expérimental. On sait que les artérioles, en général, sont enlacées par des ramuscules nerveux, d'autant plus considérables proportionnellement qu'elles sont plus petites, et cette disposition a sans doute une grande importance physiologique. En effet, à l'extrémité capillaire des vaisseaux, l'influence nerveuse est incontestablement nécessaire ; là tendent à se confondre et le sang et les tissus auxquels le sang se distribue ; au point de contact il y a fusion de nature, il n'est plus de limite entre le fluide organisateur et ses produits ; là donc enfin une nutrition, des sécrétions, s'opèrent, et des phénomènes aussi importants ne sauraient se produire complètement sans l'influence nerveuse. Or, il semble que ce sont des filets nerveux sensitifs qui accompagnent ainsi les artérioles ; on comprend donc qu'en supprimant ces filets, pour ne parler ici que de l'appareil musculaire, on occasionne une lésion de nutrition dont les effets se prononcent peu à peu, s'annoncent par la décoloration de la fibre charnue qui, avec le temps, perdant ses caractères organiques, finit par perdre aussi sa propriété essentielle, l'*irritabilité*. Si pour la conserver il faut encore, comme plus bas l'expérience va le démontrer, que le muscle participe à la circulation, cela revient à dire qu'il demeure irritable, à la condition d'être vivant, ce qui ne doit point empêcher de voir dans l'irritabilité *une force inhérente à la fibre musculaire pénétrée de la vie*.

3° Nous avons rigoureusement déterminé la durée de l'irritabilité musculaire dans les muscles qui ne reçoivent plus de sang artériel, ce qu'on n'avait pas pensé à faire avant nos expériences.

4° Nous prouvons expérimentalement que les dissidences des pathologistes, dont les uns soutiennent que l'irritabilité persiste dans les muscles paralysés du mouvement volontaire, dont les autres soutiennent le contraire, nous prouvons que ces dissidences et ces contradictions tiennent : 1° aux différences d'époques auxquelles on a agi directement sur la fibre musculaire paralysée ; 2° à ce qu'on n'a point distingué les cas où le mouvement volontaire seul était supprimé, de ceux où le mouvement et la sensibilité étaient à la fois anéantis. Cette distinction est pourtant bien importante, en pathologie, puisque nous sommes autorisé à affirmer que, dans les cas de paralysie exclusive du mouvement, les muscles ne sont, pour ainsi parler, que dans l'attente de l'abord nouveau de la force nerveuse motrice, pour recouvrer leur activité première et obéir derechef aux ordres de la volonté ; tandis que, dans les cas de paralysies anciennes et simultanées du sentiment et du mouvement, nos expériences démontrent que les muscles ne sauraient plus recouvrer leurs usages à cause d'une dégénérescence de leur tissu et de la perte de leur irritabilité dues à l'absence du concours des nerfs de sensibilité.

5° Séparé de l'axe cérébro-spinal, un nerf *moteur* perd, *après le quatrième jour*, toute excitabilité, c'est à dire toute force nerveuse motrice : alors, applique-t-on aux bouts libres de ce nerf ou de ses divisions les irritants mécaniques, chimiques ou galvaniques, la fibre musculaire demeure immobile.

6° Au contraire, un muscle dont le nerf moteur n'est plus excitable, *même depuis plus de douze semaines*, oscille d'une manière très apparente, quand on lui applique un stimulant immédiat quelconque.

7° Il n'est donc pas besoin, comme on le croyait, qu'une excitation immédiate des muscles, propre à les faire contracter, agisse d'abord sur les nerfs, et la contraction peut donc avoir lieu sans cette action primitive.

8° L'*irritabilité* est une force inhérente *aux muscles vivants* : si, quoique assurément indépendante des nerfs moteurs, l'irritabilité musculaire réclame, pour son entretien, le concours d'un autre ordre de nerfs (*sensitifs* ou *organiques*) et celui du sang artériel, nous espérons avoir démontré que ces deux conditions sont nécessaires, non pour donner ou communiquer aux muscles la force ou la propriété dont il s'agit, *mais seulement pour y entretenir la nutrition sans laquelle toute propriété vitale disparaît dans un organe quelconque.*

FIN.

Imprimerie de FÉLIX LOCQUIN, 16, rue N.-Dame-des-Victoires.